U0257462

中山大学放射肿瘤学系列丛书

鼻咽癌放射治疗护理常规

Nursing Routine of Radiotherapy for Nasopharyngeal Carcinoma

主 编 冯惠霞

北京大学医学出版社

BIYANAI FANGSHEZHILIAO HULI CHANGGUI

图书在版编目（CIP）数据

鼻咽癌放射治疗护理常规 / 冯惠霞主编.—北京：
北京大学医学出版社，2017.4
（中山大学放射肿瘤学系列丛书）
ISBN 978-7-5659-1543-7

Ⅰ.①鼻… Ⅱ.①冯… Ⅲ.①鼻咽癌－放射疗法②鼻咽癌－护理 Ⅳ.①R739.630.5 ②R473.73

中国版本图书馆CIP数据核字(2017)第015287号

鼻咽癌放射治疗护理常规

主　　编：冯惠霞
出版发行：北京大学医学出版社
地　　址：（100191）北京市海淀区学院路38号　北京大学医学部院内
电　　话：发行部 010-82802230；图书邮购 010-82802495
网　　址：http://www.pumpress.com.cn
E－mail：booksale@bjmu.edu.cn
印　　刷：北京佳信达欣艺术印刷有限公司
经　　销：新华书店
责任编辑：王智敏　袁帅军　责任校对：金彤文　责任印制：李啸
开　　本：889 mm×1194 mm　1/32　印张：2.75　字数：50千字
版　　次：2017年4月第1版　2017年4月第1次印刷
书　　号：ISBN 978-7-5659-1543-7
定　　价：15.00元

中山大学放射肿瘤学系列丛书

丛书编委会

分册编委

分册主编 冯惠霞

分册编者（按姓名汉语拼音排序）

冯惠霞　胡莲英　曾培容

张杏兰　钟文欢

分册编写单位　中山大学附属肿瘤医院放射治疗科

中山大学放射肿瘤学系列丛书

丛书序言

　　作为传统肿瘤治疗三大手段之一，放射治疗（简称放疗）在肿瘤治疗中的作用越来越重要。近 20 年来，肿瘤放射治疗的进展异常迅速。随着放射治疗学新理论、新技术、新设备、新方法的不断出现，临床上针对恶性肿瘤的放射治疗方法和技术均有很大改变，治疗效果均有很大的提高。

　　中山大学附属肿瘤医院放射治疗科成立于 1964 年，目前是全国规模最大、技术最先进的放射治疗中心之一。该科室集临床、教学、科研于一体，于 2014 年被评为全国首批住院医师规范化培训基地——放射肿瘤科专业基地（编码:320-2500）。该科室拥有各种先进的直线加速器 12 台。调强放射治疗自 2010 年已成为常规的放射治疗方法。此外，该科室还开展了容积调强放射治疗、体部立体定向放射治疗（SBRT）、图像引导放射治疗（IGRT）和三维适形放射治疗（3DRT）。每天放疗患者近 1000 人次，收治的患者来自全国各地。该科室有博士生导师 6 人、硕士生导师 18 人，每年招收一年制、半年制和短期培训的放射肿瘤进修生近 100 人，承担国家 863 项目 1 项，获国家科技进步二等奖 2 项。

　　在长期的放射肿瘤临床、教学、科研实践中，我们积累了大量丰富的恶性肿瘤临床治疗经验，中山大学附属肿瘤医院放射治疗科先后出版了《后装治疗》《实用鼻咽癌放射治疗学》《实用恶性肿瘤放射治疗学》《常见恶性肿瘤放射治疗手册》等专业书籍。在此基础上，以中山大学附属肿瘤医院放射治疗科为主体，我们组织了中山大学各附属医院的放射肿瘤学专家和教授，从放射技术学、放射物理学、放射生物学、放射临床肿瘤学、放射治疗护理学等几个方面，编写了《中山大学放射肿瘤学系列丛书》，希望能把中山大学肿瘤放射治疗的经验与同行分享。在此，谨对给予《中山大学放射肿瘤学系列丛书》出版帮助的所有人表示诚挚的谢意。

夏云飞

中山大学附属肿瘤医院放射治疗科

2015 年 10 月

前　言

近 20 年来，放射治疗（简称放疗）迅猛发展，取得了举世瞩目的成就，特别是其在鼻咽癌的临床诊治与科研已达世界领先水平。近年来，已有大量介绍鼻咽癌基础及临床研究的专著面世，但在鼻咽癌治疗护理方面并没有非常详尽的资料可以参考。鉴于此，我们编写了《鼻咽癌放射治疗护理常规》。这本小册子从鼻咽癌的新辅助化疗（诱导化疗）护理、靶向治疗护理、放射治疗护理、康复指导、心理护理等几个方面简明扼要地介绍了鼻咽癌患者治疗过程的护理常规及注意事项。

随着护理模式的改变，护理工作由原来的注重治疗逐渐转向为患者心理、生理全方位的服务。实行医护一体化，护士管床、管患者的工作模式，为患者提供优质的护理服务，深化护理专业内涵，这给护理人员提出了更高的要求，要不断学习、更新观念、增补知识，提高肿瘤专科护士的理论水平和临床实践能力。

这本小册子可以作为肿瘤专科护士日常工作的参考资料，也可以帮助新入职的肿瘤科护士、进修护士和实习生了解鼻咽癌患者在放射治疗时的护理日常规范。

由于时间仓促，加之水平有限，书中难免有错漏和不足之处，恳请读者提出宝贵意见，以便再版时改进。

冯惠霞
2016 年 10 月

目　录

第一章　鼻咽癌的新辅助化疗护理

一、什么是新辅助化疗？

新辅助化疗又称诱导化疗，是指放射治疗之前所使用的化学治疗。

二、为什么要进行新辅助化疗？

局部中晚期鼻咽癌患者治疗失败的原因主要是远处转移和局部复发，而远处转移灶的出现多发生在放射治疗结束后3年内，因此，普遍认为远处转移灶在放射治疗之前就已经隐匿存在。此时，行新辅助化疗有可能杀死隐匿的亚临床转移病灶；而对于局部中晚期鼻咽癌患者行新辅助化疗，可以使原发肿瘤有效缩小、减轻肿瘤负荷、缓解临床症状、减少肿瘤中心的乏氧细胞、增强肿瘤的放射敏感性，从而提高局部区域控制率；加上鼻咽癌患者在放射治疗之前的营养状况一般比较好，对化疗的耐受性较好，具有较好的依从性。此外，患者在接受放射治疗之前，其肿瘤的局部血供好，没有因放射治疗导致的纤维化和血管闭塞等现象，化疗药物较易到达肿瘤内部并发挥抗肿瘤作用。

三、新辅助化疗的常用药物及其毒副作用

紫杉醇：过敏反应，使用前应预防给药；剂量限制性毒性是骨髓抑制，主要为中性粒细胞减少；神经毒性；心血管毒性等。

吉西他滨：剂量限制性毒性是骨髓抑制，对中性粒细胞和血小板的抑制均较常见；轻到中度的消化系统不良反应，如便秘、腹泻、口炎、发热、皮疹等；能导致嗜睡，用药的患者应禁止驾驶或操作大型机器。

铂类：第一代，顺铂；第二代，卡铂、奈达铂；第三代，洛铂、奥沙利铂。

- 顺铂：恶心、呕吐等胃肠道反应，骨髓抑制，肾毒性，听神经损伤，末梢神经炎。大剂量给药前需水化、利尿。

- 卡铂：恶心、呕吐等胃肠道反应，骨髓抑制，肾毒性，听神经损伤，末梢神经炎。用前无需水化。

- 奈达铂：骨髓抑制，恶心、呕吐等胃肠道反应，肝肾功能异常，听神经损伤，脱发。用前无需水化。

- 洛铂：剂量限制性毒性为血小板减少，肾毒性、耳毒性、神经毒性轻微。

- 奥沙利铂：末梢神经炎，骨髓抑制，胃肠道反应。

氟尿嘧啶：胃肠道反应有食欲缺乏、恶心、呕吐、口炎、腹痛及腹泻，严重者有血性腹泻或便血；骨髓抑制；脱发，皮肤或指甲色素沉着。

四、新辅助化疗前患者的准备

（一）留置经外周静脉穿刺的中心静脉导管

经外周静脉穿刺的中心静脉导管（peripherally inserted central catheter，PICC）在外周静脉进行穿刺，具有简单、方便，安全、有效、成功率高、创伤小、对血管损伤少、置留时间长（可达1年以上）、操作手法易于掌握、可由护士单独操作等优点。

（二）新辅助化疗患者留置 PICC 的必要性

PICC 能够减少药物对血管及周围组织的毒性作用，有利于高浓度、高渗透压药物顺利进入患者体内。鼻咽癌患者使用化疗药物时，化疗药物因其特殊的化学性质、高浓度及酸碱性等对血管产生强烈刺激，引起血管的通透性增高，导致药液渗出血管，易造成血管、皮肤、周围组织损伤和坏死，并产生剧烈疼痛，严重影响患者的生活质量，甚至导致患者放弃进一步治疗。多次穿刺造成穿刺部位的损伤，使患者不适宜进行再次穿刺，影响患者的长期治疗计划。患者进行 PICC 置管后，药物通过导管由外周静脉直接进入中心静脉，注入后迅速被大量血液稀释，浓度降低，从而减轻了药物对血管的损伤，并且对外周静脉产生有效保护，避免了化疗药物通过周围静脉输注时可能造成的血管和组织损伤。因此，置管前需向患者详细介绍置管的目的、必要性，以取得患者的理解和配合。

（三）留置 PICC 的护理

1. PICC 置管前的护理

（1）护士需要做好患者穿刺部位以及周围皮肤的清洁消毒，减少细菌的污染，以防止细菌通过穿刺部位随导管进入患者体内导致感染。患者需要保持轻松的心情，注意维持正常体温，减少因为机体紧张、血管痉挛对置入导管造成障碍。

（2）护士应询问患者病史：如有无栓塞病史、既往有无留置 PICC 等各种导管；查看血常规、CB6（止血凝血 6 项）的结果、血管情况，评估患者是否合适留置导管。

2. PICC 置管后的护理

（1）在行 PICC 穿刺后，护士需用小块纱布压迫穿刺点，再加透明敷料固定，并用弹性绷带加压包扎 24 h。24 h 后需要换药时，常规的方法是抬高置管上肢 20°～ 30°，促进静脉回流，可避免置管侧出现手背和上肢肿胀。PICC 置管术后 24 h，确认穿刺点无渗血，常规局部湿热敷（避开穿刺点），每天 3 次，每次 30 min，连续 5 天。方法：热敷前用保鲜膜覆盖 PICC 敷料，将湿毛巾拧至不滴水（水温 50 ℃）并包裹热水袋（水温为 60 ℃），敷于穿刺部位上方近心端 2 ～ 15 cm。但是，化疗中的患者不能进行热敷，可用多磺酸黏多糖乳膏（喜疗妥）于穿刺部位上方近心端 2 ～ 15 cm 处每天涂抹 3 次以预防静脉炎的发生。

（2）患者在置管后仍可从事一般性的工作和日常家务，但需避免使用置管侧手臂提取或托举重物，避免做反复弯曲手臂、引体向上等动作以及激烈运动，避免重力撞击置管部位，以防导管移位和脱落。可以淋浴，但需避免盆浴、泡浴、游泳等会浸泡透明敷料的洗浴方式。淋浴前，需用塑料保鲜膜在肘弯处缠绕 2～3 圈，上下边缘用胶布贴紧以保护贴膜不受潮而发生卷边、松脱或贴膜下液体积聚，淋浴后尽快用毛巾擦干肘弯处并对敷料仔细检查，若发现敷料潮湿则应及时更换。

（3）携带 PICC 的患者需穿柔软宽松的上衣，住院期间穿放疗专用衣服。穿上衣时应先穿置管侧，脱上衣时应后脱置管侧。动作一定要轻柔，防止力量过大使导管脱出。

（4）携带 PICC 的患者在治疗间歇期最好每隔 7 天到当地医院请专业护士对导管维护一次，包括检查穿刺侧上肢局部的皮肤情况，测量臂围，冲洗管腔，更换贴膜、肝素帽或正压接头。

（5）患者需注意观察穿刺点周围有无红、肿、热、痛或有无液体渗出现象，并按照护士指导的方法测量臂围，记录每次的数值并做好登记。若患者对透明贴膜过敏，可用纱布加网套或弹性绷带缠绕固定，但应相应地缩短更换固定敷料的时间间隔，一般为每隔 48 h 更换 1 次。保护好导管外露的部分，以免损伤导管或将导管拉出体外。

（6）携带 PICC 的患者如遇到以下情况时，请及时到原插管医院或就近向当地医院寻求帮助：穿刺点持续渗血，反复按压无效；敷料受到污染或因潮湿而卷边、松脱等；冲洗导管时有阻力，输液时上肢疼痛，或输液不畅，时断时续；穿刺点处有渗液、脓性分泌物，局部出现红、肿、热、痛，甚至置管侧手臂活动障碍；导管外移，脱出；有寒战、发热症状；置管侧上臂围增加 2 cm以上。

（7）携带 PICC 的患者如果遇到呕吐、咳嗽、便秘等需要用力的情况后发现导管输液不畅、有回血时，应及时就医，对导管进行处理。

（8）治疗期间，携带 PICC 的患者在输液和睡眠时都需要注意避免压迫置管侧肢体，防止发生血栓；不能随意开关导管阀门；保持穿刺部位敷料清洁、卫生，避免导管堵塞、感染等情况发生。

3. 带管出院的护理　对于化疗间歇期带管出院的患者，遵从医嘱、正确护理、按时换药和冲管对预防 PICC 并发症至关重要。患者对 PICC 长期护理知识的了解程度和配合程度直接影响导管的留置时间和并发症是否发生。患者在治疗间歇期间带管出院时应注意导管的保护工作，时刻保持穿刺部位敷料的清洁，若发现有松动或污染，需及时更换。如果患者发现置管侧肢体红肿和疼痛，应及时回院复查。离医院较近的患者，需每周回到医院进行导管维护；对于因离医院较远而不能及时回到医院进行维护的患者，可就近到有 PICC 维护资质的医院进行维护，以保证其导管通畅。当在医院外发生意外情况时，如发生导管脱出、导管破裂或断管，患者应保持冷静，不要紧张，及时停止置管侧手臂的活动，并固定外露的导管末端，防止导管移位进入体内，并立即回到医院将导管拔出并进行合理处置。

（四）留置 PICC 的并发症

留置 PICC 常见的并发症有：穿刺点渗血、血肿、置管侧手臂肿胀、机械性静脉炎、过敏性皮炎、静脉血栓、导管相关性血流感染、导管断裂、导管阻塞、导管异位、导管脱出。如出现并发症，应及时给予处理。

（五）PICC 置管过程中的健康教育

1. 置管前的健康教育　置管前，由 PICC 置管的专业护士向患者介绍 PICC 置管的优点、方法及其所能达到的效果，以及置管可能发生的并发症。特别是针对肿瘤患者，护士应耐心地对患者进行讲解，使肿瘤患者了解 PICC 在肿瘤化疗中的作用以及置管的必要性，了解选择外周静脉化疗对机体的损害，使其尽可能在首次化疗时就选择 PICC 置管，以减少外周静脉置管引发的一系列并发症。可以请成功进行置管的患者现身说法，使其他患者明白 PICC 置管的操作过程简单、痛苦小，打消患者在心理上产生对导管置入身体的抗拒感，减少患者的顾虑。对于即将进行置管的患者，护士需向患者详细讲解其在置管过程中的配合方法，对患者进行心理疏导和关怀，为患者树立信心，缓解患者的紧张情绪，使患者身体放松，努力让患者在置管前达到良好的身体和心理条件。

2. 置管中的健康教育　置管中的健康教育有利于操作顺利实施。PICC 置管的专业护士需再次向患者讲解 PICC 置管的操作过程，并让患者掌握配合要领。在操作过程中，应随时关注患者的心理状态，同患者进行语言交流，转移患者的注意力，拉近医患之间的关系，使患者能够较好地配合；同时给予患者及时的心理支持，缓解患者的紧张情绪，使其身体处于放松的状态，避免因为患者精神紧张引起血管痉挛，造成进针或送管困难，引起并发症。

3. 置管后的健康教育　成功置管之后，PICC 置管的专业护士需向患者详细讲解置管后的维护知识和有关注意事项，并通过发放宣传手册、组织患者观看图片和视频等直观的方式来帮助患者理解和加深印象，使患者充分了解置管后的注意事项，积极配合护理。在治疗期间，患者在输液和睡眠时须注意避免压迫置管侧肢体，防止发生血栓。患者不能随意开关导管阀门，应保持穿刺部位敷料的清洁卫生，避免导管堵塞、感染等并发症。患者的日常生活注意事项见"3. 留置 PICC 的护理"。

五、鼻咽癌患者新辅助化疗的护理

（一）新辅助化疗的常规护理

1. 做好化疗前的评估并记录用药史、过敏史、不良反应史、血管情况、化疗方案、患者和家属的心理反应。

2．为化疗患者建立适宜的静脉通道，对需持续静脉给药和使用强烈刺激性药物的患者建议选择深静脉插管（PICC、输液港），以避免化学性静脉炎及药物外渗所致的局部组织损伤。

3．严格遵医嘱做好化疗前的预处理，指导患者及家属认识化疗及如何应对化疗的毒副作用，做好心理疏导工作。

4．严密观察化疗的毒副作用，必要时予心电图监测，及时处理毒副作用并做好记录。特别是首次化疗，需要在开始用药前30 min内加强巡视。

5．饮食护理　化疗常因引起恶心、呕吐、味觉异常而影响患者食欲。有些药物还可以引起腹泻、便秘或肝功能损伤，导致患者机体营养不良、免疫力下降，因此，化疗期间应加强营养，注意饮食调配，以增强抵御化疗副作用和抗病能力。

6．嘱患者增加饮水量，保证每天尿量在3000 ml以上。多数化疗药物进入人体内是由肝代谢后由肾排出的，大剂量使用时，可损伤肾功能。因此，化疗期间不仅需按时补液，同时还要增大饮水量，以加快体内药物及代谢产物的排出，减轻对肾的损伤。

7．嘱患者注意口腔卫生和皮肤护理。有些化疗药物可引起黏膜炎，特别是口腔黏膜炎症；在患者出现中性粒细胞减少时，常伴有溃疡的发生。有些药物可引起皮肤干燥、皮疹、色素沉着、脱发等。因此，在化疗期间，患者要特别加强口腔卫生及皮肤护理，以避免或减轻这些反应的发生。

8. 安全护理 化疗期间，输液量较多，排尿也较多。在大量排尿时，迷走神经反射增强，血压下降，可引起患者摔倒。应做好防跌倒措施，如在卫生间安装扶手，保持地板清洁、干燥等。

9. 出院指导 血常规和生化常规的监测、迟发型毒副作用的应对、出院后药物的储存和使用方法、导管的维护、复诊的时间、主管医生及护士的联系方式等。

（二）新辅助化疗常见毒副作用的观察和护理

1. 骨髓抑制的观察和护理 骨髓抑制是常见的毒性作用，以中性粒细胞减少最为常见，其次为血小板和血色素减少，可导致感染、出血和贫血。

（1）粒细胞减少患者的护理：①当白细胞 $< 0.3 \times 10^9/L$ 时，护理的重点是预防感染。②观察体温、脉搏和呼吸；听诊双肺呼吸音；检查血常规并注意有无感染先兆。③做好保护性隔离，预防医源性感染；让患者住进单人病房或层流室，指导患者做好个人卫生（如漱口、洗澡、肛门及外阴的清洁）；限制探视；病房定时消毒；医护人员做好手部卫生工作，预防交叉感染。④加强营养支持，适当运用中医药进行调理。⑤对于病情较重的患者，应协助加强护理，包括口腔、皮肤、呼吸道、肛周、会阴及各种导管引流管的护理。⑥按医嘱使用粒细胞刺激因子，如 G-CSF、GM-CSF，以促进粒细胞的生长。⑦经验性地应用广谱抗生素。

（2）血小板减少的护理：①当血小板总数（PLT）$< 20 \times 10^9/L$

时，患者表现为皮肤、黏膜和内脏出血，甚至有自发性出血的危险，护理的重点是预防自发性内出血。②严密观察排泄物、呕吐物的颜色和性质，不要剔牙。③当 PLT＜$50×10^9$/L 时，应减少活动，预防跌倒和损伤，避免搬重物，防治便秘。④维持收缩压在 140 mmHg 以下，预防颅内出血。⑤尽可能避免创伤性操作，要按压创伤部位 10 min 以上。⑥避免使用非甾体抗炎药或含阿司匹林的药物。⑦按医嘱使用促血小板生成素和白介素 -2。⑧必要时输注血小板，可使血小板增加（5～10）×10^9/L。

（3）贫血的护理：①鼓励患者多休息，减少机体的耗氧量，避免发生体位性低血压，必要时给予低流量氧气，保持血氧饱和度≥90%。②加强营养支持，或适当选择中医方法进行调理。③适当补充铁剂，或按医嘱使用红细胞生成素。④必要时给予输血，若血红蛋白＜70 g/L 且血容量正常，则可输注浓缩的红细胞。

2. 胃肠道反应的观察与护理　常见的胃肠道不良反应有恶心、呕吐、黏膜炎、便秘和腹泻。

（1）恶心、呕吐的护理：①按医嘱给予预防性止吐药，使恶心和呕吐感减到最低。②指导患者在化疗当天早些时间吃早餐，不要过饱。选择易消化、清淡的饮食，避免过酸、过辣的食物，少量多餐，及时补充水分和营养，预防水、电解质紊乱，必要时给予静脉营养支持。③保持病房的空气清新，无异味，避免给患者带来不良的刺激。

（2）黏膜的护理：①指导患者做好口腔清洁，餐后及睡前漱口，必要时给予口腔护理。②有严重疼痛的患者，可餐前 30 min 含漱四联液（普鲁卡因、庆大霉素、地塞米松、复方维生素 B_{12}），用于局部止痛。③有口腔局部感染的患者，可使用抗炎、抗真菌漱口水；可使用黏膜保护或修复剂，促进溃疡的愈合。

（3）腹泻的护理：①注意观察患者排便的次数、性状、颜色和量，协助患者及时收集标本。②让患者做好便后清洁，预防肛周黏膜和皮肤损伤；做好患者物品和床上用品的清洁和消毒，预防交叉感染。③按医嘱给予止泻药、黏膜保护药，必要时静脉注射抗生素，补充液体和电解质。④指导患者选择低纤维素、高蛋白质及高维生素的饮食，避免刺激性和导致胀气的食物。腹泻严重的患者应多卧床休息。

（4）便秘的护理：①指导患者进食粗纤维食物，多饮水；无糖尿病的患者可适当喝一些蜂蜜水，进食香蕉、火龙果、红薯等有利于通便。②鼓励患者进行适当的运动；平卧时可进行腹部按摩，促进肠胃蠕动。③按医嘱给予患者缓泻剂；必要时灌肠。

3. 皮肤毒性反应的观察与护理　常见的皮肤毒性反应包括：脱发、色素沉着、静脉炎及继发于药物静脉外渗的组织坏死。

（1）脱发、色素沉着的护理：①目前尚无有效的方法来预防。②告诉患者脱发和色素沉着是暂时性的，停药后可以缓解并逐渐恢复。③一旦患者发生脱发，应对措施包括：戴帽子、包裹头巾或戴假发套。

（2）静脉炎的预防及护理：①深静脉置管（PICC、CVC 或输液港）是预防化学性静脉炎及药物渗漏的有效方法。对选用浅静脉化疗的患者给药需由有经验的护士执行，选用易暴露的粗、直静脉作为穿刺部位，避免在近期静脉穿刺点的远端给药，要确保针头在血管内才能注药。如怀疑有药物外渗，应立即停止给药，并给予相应处理。②药物外渗的处理：重点是预防，一旦发生渗漏，处理原则是：促进吸收、减轻反应。

止痛措施包括：

A．局部封闭治疗：生理盐水 5 ml+ 地塞米松 2.5 mg，多处皮下注射，范围须超出发生渗漏的区域 0.5～1 cm。

B．局部湿敷：多数化疗药物渗出后，宜局部冰敷，但草酸铂及长春新碱类化疗药物不宜采用冰敷。

C．水疱的处理：对于多发性小水疱，应注意保持水疱的完整性，避免摩擦和热敷，保持局部清洁并抬高患侧肢体，待自然吸收；对直径大于 2 cm 的水疱，应在严格消毒后，用 5 号细针头在水疱的边缘穿刺抽吸渗出液，使皮肤黏附，避免破坏表皮；对于皮肤破溃者，可请造口治疗师进行处理。

4．过敏反应的护理 化疗过敏反应的临床表现为支气管痉挛、喘息、焦虑、皮疹血管水肿、低血压等。重点是做好化疗前的预防用药。

（1）严格按医嘱做好预防处理，准时、准确用药。如果患者需用紫杉醇注射液（泰素）进行化疗，那么在用药前的 12 h 及 6 h 必须先口服地塞米松 20 mg，在化疗前 30 min 遵医嘱使用预处理药物（如肌内注射甲氧咪呱及苯海拉明）。

（2）在输注化疗药物的前 30 min，速度必须缓慢。

（3）在输注过程中，应予心电图监护，床边备好过敏性休克的抢救药物及设备。

（4）在用药过程中，如患者有任何不适，应立即停止化疗药物的输注。

5. 肝功能损伤的护理

（1）协助采血，检查患者肝功能，若患者肝功能出现异常，应及时通知医生处理。

（2）遵医嘱给予护肝药；积极处理潜在的病毒性肝炎，并严密观察其变化。

（3）指导患者避免高脂饮食。

（4）嘱患者注意休息，避免过度疲劳。

6. 泌尿系统毒性反应的护理　泌尿系统毒性反应主要表现为肾功能损伤、出血性膀胱炎、血尿。

（1）指导患者在化疗期间多喝水，以保证每天的尿量在 2500 ml 以上。

（2）化疗前后执行医生的大剂量水化医嘱，适当给予利尿剂碱化患者尿液，促进有毒物质的排出。

（3）对于肾功能损伤严重、有明显临床症状的患者，应及时给予透析。

7. 远期不良反应的预防　化疗药物的远期不良反应有致癌、

致畸或引起不育。

（1）医务工作者在接触和给予化疗药物时，应严格遵守细胞毒药物使用的防护原则，按正规流程操作。

（2）患者及其家属在接受第一次化疗前应得到明确的告知，并签署知情同意书。

（3）部分有生育要求的患者可尝试在治疗前做精子或卵子冻存。

第二章 鼻咽癌的靶向治疗

一、什么是靶向治疗？

靶向治疗，是在细胞分子水平上，针对已经明确的致癌位点（该位点可以是肿瘤细胞内部的一个蛋白分子，也可以是一个基因片段），来设计相应的治疗药物，药物进入体内会特异地选择致癌位点相结合来发生作用，使肿瘤细胞特异性死亡，而不会波及肿瘤周围的正常组织细胞，所以分子靶向治疗又被称为"生物导弹"。分子靶向药物就是针对性地以癌细胞表面的受体、关键基因、调控分子和激酶为靶点，具有特异性抑制癌细胞增殖扩散、加速癌细胞凋亡，以达到治疗癌症目的的药物。

二、鼻咽癌靶向治疗的常用药物

鼻咽癌靶向治疗的常用药物有西妥昔单抗、尼妥珠单抗、贝伐珠单抗、重组人血管内皮抑制素（恩度）。用于鼻咽癌复发和转移的治疗药物有吉非替尼、厄洛替尼。

三、鼻咽癌靶向治疗药物的作用机制

西妥昔单抗是抗表皮生长因子受体（EGFR）的嵌合型 IgG1

单克隆抗体，能够竞争性抑制 EGFR 和其他配体的结合，从而拮抗受体相关激酶的磷酸化作用，进而抑制细胞增殖、诱导细胞凋亡，减少基质金属蛋白激酶和血管内皮生长因子（VEGF）的生成，达到抗肿瘤目的。

尼妥珠单抗能够竞争性抑制 EGFR，阻断由 EGFR 与其介导的下游信号转导通路。

贝伐珠单抗是一种重组人源化 IgG1 单克隆抗体，可与 VEGF 结合，阻碍 VEGF 与其受体在内皮细胞表面相互作用。VEGF-A 被认为是迄今发现的最有力的促血管生成蛋白，能抑制新生血管的形成、减少肿瘤营养物质的供应而发挥抗癌作用，即"饿死"肿瘤细胞。

重组人血管内皮抑制素（恩度）通过抑制形成血管的内皮细胞迁移而抑制肿瘤新生血管的生成，阻断肿瘤的营养供给，从而抑制肿瘤的增殖或转移。

吉非替尼、厄洛替尼均是通过抑制 EGFR 酪氨酸激酶活性，拮抗肿瘤细胞生长信号传导通路，并最终导致细胞生长停止和凋亡。

四、靶向治疗药物常见的毒副作用

1. 输液反应　典型的输液反应发生在第 1 次用药后的 30 ~ 120 min。

（1）轻度反应：寒战、发热、乏力、面色发红、恶心、呕吐、心动过速、呼吸急促和胸背部疼痛。

（2）严重反应：低氧血症、血管神经性水肿、支气管痉挛、急性呼吸窘迫综合征、心肌梗死、心室颤动、心源性休克。

2. 胃肠道毒性

（1）恶心和食欲减退是口服靶向治疗药常见的不良反应。

（2）腹泻：大便变稀和次数增多是服药后患者出现最早的不良反应。

3. 皮肤黏膜毒性

（1）皮疹的分级：Ⅰ级，斑点状红疹、丘疹或无相关症状的红斑，不需治疗。Ⅱ级，斑点状红疹、丘疹，或有相关症状的或瘙痒的红斑，局部性的脱屑反应或相关病灶已影响到50%以下的体表区域，需要治疗。Ⅲ级，全身出现有症状的红斑或斑点状红疹、丘疹、小囊状的出疹，或者皮肤脱屑反应已影响到50%以上的体表区域，伴随疼痛、毁容、溃疡或脱皮。Ⅳ级，广泛皮肤剥脱、溃疡，或合并严重化脓感染。

（2）手足皮肤反应分级：1级，麻痹、感觉迟钝、感觉异常、麻木、无痛性肿胀、手足红斑，以及不影响日常生活的不适。2级，伴疼痛的手足红斑和肿胀，对日常生活有影响，但能耐受。3级，润性脱屑，溃疡，手足起疱、疼痛，导致患者不能工作和正常生活的严重手足不适。

（3）口腔黏膜反应分度：Ⅰ度，黏膜充血、水肿，轻度疼痛。Ⅱ度，黏膜充血、水肿，斑点状溃疡或假膜形成，中度疼痛。

Ⅲ度，黏膜充血、水肿，融合性溃疡或假膜形成；非小创伤导致的出血，疼痛严重影响进食。Ⅳ度，黏膜大面积的溃疡，组织坏死；剧痛，不能进食，明显的自发性出血；危及生命的并发症。Ⅴ度，死亡。

4. 高血压

5. 心血管毒性　靶向治疗药物的心血管毒性表现为无症状性左室射血分数降低、心动过速、心悸、呼吸困难、胸痛，可发展成充血性心力衰竭。

6. 肺毒性　靶向治疗药物的肺毒性临床表现为发热、干咳、喘憋，严重者可出现呼吸衰竭。

7. 静脉血栓。

五、靶向治疗的护理

（一）心理护理

靶向治疗药物应用于临床的时间不长且价格昂贵。部分患者经过多次治疗，因不了解靶向治疗是否有效而持怀疑态度，甚至失去信心。不良情绪会导致患者生活质量下降，从而影响疗效。护士应根据患者的心理特点，耐心向其介绍所用靶向治疗药的作用机制、疗效、注意事项和有可能出现的不良反应，并强调不良反应是可以预防和减轻的，而且不良反应因人而异，让患者有充分的心理准备；同时，鼓励患者采取乐观进取的生活方式，加强营养，适当锻炼，劳逸结合，增强体质；请有同种用药经验的患者现身说法，增强患者的治疗信心。

（二）输液反应的护理

用药前询问过敏史。使用靶向治疗药物前 30 min，给予盐酸异丙嗪、吲哚美辛、糖皮质激素等能有效减少不良反应的发生。如果发生过敏反应或与输液有关的反应，应暂时减慢或停止滴注。若患者的症状改善，则可将滴注速度逐渐提高。用药期间，应经常巡视患者的状态。若患者出现不适，应立即报告。建议用输液泵控制补液速度。在患者用药期间及用药后 1 h 内行心电图监护。

（三）胃肠道毒性的护理

1. 对患者进行饮食指导，建议少食多餐，进食清淡、含维生素丰富的食物，忌高脂、产气食品，以免影响药物吸收。必要时遵医嘱给予患者盐酸甲氧氯普胺 10 mg，口服，每天 3 次。

2. 对于腹泻的患者，密切观察排便次数并记录，若发现异常，应及时报告和处理。为避免脱水，可让患者饮用淡盐水和清汤来补充体液，避免进食辛辣食物、乳制品和粗纤维食物。

（1）轻度腹泻可通过食用少渣、低纤维、容易消化的食物来缓解，避免含乳糖产品和粪便软化剂，不需要调整治疗药物的剂量。

（2）对于每天腹泻 4 次以上的患者，遵医嘱给予患者盐酸洛哌丁胺胶囊（易蒙停），首次口服 4 mg，每天 2 次；第 2 天改为每次 2 mg，每天 2 次；症状缓解 12 h 后停药。给患者止泻的同时还应给予黏膜保护剂，如蒙脱石散剂十六角蒙脱石（思密达）。腹泻达每天 4 次以上者可考虑将靶向药物减量。

（3）对于每天腹泻次数在 7 次以上的患者，应及时补充水和电解质，维持水和电解质平衡，并补足营养。让患者口服盐酸洛哌丁胺胶囊以控制腹泻，并给予庆大霉素、地塞米松和复方维生素 B_{12} 混合液进行保留灌肠。注意内裤和床单卫生。让患者保持肛门清洁和干燥，每次便后用温水清洗肛门，并涂氧化锌软膏。肛周皮肤有破损者，给予复方维生素 B_{12} 或外喷创面修复抗菌敷料。经常巡视和关心患者，嘱患者卧床休息，减少体力损耗，防止跌倒。嘱患者家属多陪伴患者。若靶向治疗药导致患者腹泻次数达每天 7 次以上，可考虑停用靶向治疗药。

（四）皮肤黏膜毒性的护理

1. 皮疹的护理　大多数患者出现痤疮样的皮疹，主要分布于躯干、面部、颈部和头皮，用药 15 天内在皮脂溢出部位出现特征表现。

（1）治疗前向患者及家属说明情况，正确解释皮疹严重程度与生存获益的关系，增强患者正确应对皮肤不良反应的信心。嘱患者穿舒适、柔软的衣服，避免强烈阳光刺激皮肤；保持皮肤清洁，勿接触碱性和刺激性强的洗漱用品，沐浴后涂抹温和的润肤露、维生素 E 软膏以预防皮肤干燥；勿用手抓挠、挤压皮疹，以免造成皮肤破损继发感染。

（2）可用金银花水湿敷［用金银花水（取金银花 50 g 加水 1000 ml 煎至 500～700 ml），用 6～8 层纱布浸湿（以不滴水为度）］或用煮过的金银花直接敷患处，每日 3 次，每次 30 min，或者敷面及洗头。

（3）可将炉甘石溶液外涂止痒，必要时可口服抗过敏药来缓解不适。

（4）用野菊花、丹皮、大青叶各 30 g，煮水，用纱布或毛巾沾湿后外敷，每天 3～4 次。

2. 手足皮肤反应的护理

（1）1 级手足皮肤反应的护理：嘱患者穿棉袜，穿软底鞋，防止足部受压，尽量不要长时间站立或步行；减少手足接触高温物品，避免日光曝晒；尽量避免手足摩擦，保持手足皮肤润滑，可使用芦荟膏涂皮肤；避免进食辛辣、刺激性食物；特别需要注意的是，不要让已损伤的皮肤接触刺激性较强的洗涤剂等化学类物品；向患者解释此反应是由药物产生的常见不良反应，消除患者的心理负担，增强患者对治疗的信心。

（2）2 级手足皮肤反应的护理：靶向药物减量，至少在 1 周内（可延长至 1 个月内）将药物剂量减少 50%；可用金银花水湿敷（方法同前），或者浸泡金银花水后，用重组人表皮生长因子外用溶液（如金因肽）或创面修复抗菌敷料（如百格斯）外喷。

（3）3 级手足皮肤反应的护理：治疗中断至少 1 周，直至症状缓解至 1 级手足皮肤反应或正常，之后再重新使用靶向药物：剂量减小至原来的一半；若副作用不再发生，则可考虑逐步增加至标准用药剂量；对于 3 级手足皮肤反应患者，给予 0.2% 呋喃西林液 500 ml 用于泡手和脚，每天 3 次；对较大的水疱行无菌抽吸后，局部外涂红霉素眼膏。

（五）高血压的护理

嘱患者注意休息，保证充足的睡眠，避免情绪激动，缓解紧张情绪。指导患者合理饮食，忌暴饮暴食，宜清淡饮食，进食含低脂肪、低盐、高纤维、优质蛋白质的食物，适当多吃新鲜蔬菜和水果，保持排便通畅。嘱患者宜进行有氧运动，不宜剧烈运动，防止体位性低血压，防止跌倒。注意询问患者有无头痛、头晕、心悸等症状，若有症状，应及时发现并报告医生。严密监测患者血压变化，每天 2 次。每次用药前了解患者病史，若有高血压病史，须在用药前先将血压控制在正常范围，在静脉滴注给药期间给予床边心电监护，严密监测血压变化；若出现异常，则应将输液速度调慢或暂停输液，并报告医生；必要时给予降压药（如硝苯地平、硝酸甘油）。

（六）心血管毒性

治疗前，先了解患者有无心脏病病史，查看心电图检查结果。观察患者病情，倾听主诉，用心电监护仪监测心率、节律的变化，必要时监测生化相关指标，预防电解质紊乱（如血钾失调、钙离子紊乱等）。嘱患者注意休息，以减少心肌耗氧量，减轻心脏的负荷；少量多餐，保持排便通畅，避免加重心脏的负担。一旦患者出现心功能损伤，主要治疗方法同一般的心肌病，如卧床休息，镇静，吸氧，给予扩血管药物、利尿药物、强心药物等。

（七）肺毒性

给药前应详细评估患者的情况。对于高龄、有肺部疾病患者，禁用或慎用靶向治疗药物。严格掌握有关药物的剂量，考虑药物与放射治疗之间的毒性协同关系。用药期间，应密切观察患者肺部症状和体征；停药后，应定期随诊。肺毒性一旦发生，应立即停药，给予类固醇皮质激素和抗生素治疗。让患者半卧位，适度吸氧，注意保暖，做好生活护理。

（八）静脉血栓的护理

1. 溶栓治疗　如给予尿激酶。

2. 抗凝治疗　如给予低分子肝素、华法林。

溶栓及抗凝治疗可导致继发性出血，应注意观察患者有无出血征象。定期监测止血凝血6项。密切观察患者生命体征、精神状态、瞳孔，有无头痛、头晕等症状，及时发现栓子脱落栓塞的征象，嘱患者不要做剧烈运动。

第三章 鼻咽癌的放射治疗护理

第一节 放射治疗前的护理

护士应了解患者的治疗时间和疗程、射线种类、照射部位、生理情况及放射治疗（简称"放疗"）的预期效果等，并掌握患者的思想动态，做好相关健康宣教。

一、心理护理

多数患者及家属对"放疗"缺乏正确的认识，治疗前应简明扼要地向患者及家属介绍有关放疗的知识、治疗过程中可能出现的副反应以及需要配合的事项，定期举办健康教育讲座，并在门诊和病房备有可供患者阅读、通俗易懂、图文并茂的放疗宣教手册，使患者消除恐惧心理，积极配合治疗。鼓励患者家人和朋友与患者交谈。

二、身体和营养状态准备

了解患者的身体情况及营养状态，给予富含蛋白质和维生素的饮食，以增强体质。详细检查患者的临床资料，如血常规、肝肾功能、病理诊断及影像学等各项常规检查和治疗。对于血象异常的患者，需及时处理。

三、口腔准备

放射治疗前，患者必须洁齿，治疗口腔炎症，填补浅度龋齿，拔除深度龋齿和残根，待伤口愈合后（10～14天）方可开始放疗，以免放疗后因机体抵抗力差而引起放射性上颌骨或下颌骨骨髓炎，甚至骨坏死。

四、健康教育

提供患者住院须知、常规治疗和护理等各方面的信息。指导患者养成良好的卫生习惯。患者对放疗影响外观易产生恐惧心理，应向患者解释说明脱发及皮肤颜色改变是放疗的副作用，是暂时的，放疗停止后可逐渐恢复。嘱患者戒烟、戒酒，积极配合治疗上呼吸道和鼻窦炎症。

五、指导相关检查

指导患者行放疗前的相关检查，如：磁共振（MR）、发射型计算机断层成像（ECT）、心电图、检验项目等。由医生预约申请放疗后，指导患者按放疗预约信息表的提示进行放疗前的各项准备，如：体位固定、计算机断层成像（CT）定位、磁共振成像

（MRI）定位等，并做好相关知识宣教。行体位固定前，长发的女性患者均应把头发剪短，以露出耳朵为宜，穿着圆领或低领口的棉质衣服；但在治疗期间尽量不要剪发，避免导致固定器松紧度有偏差，影响固定效果。

第二节　放射治疗期间的护理

一、一般护理

1. 每周测体重和血压各1次，作为观察放射治疗反应的参考。

2. 每天放射治疗前测量体温1次，若超过38℃应暂停放疗，以免加重炎症和放射治疗反应。

3. 嘱患者加强营养，进食容易消化、低脂肪、富含蛋白质和维生素的食物；鼓励患者多饮水，以促进毒素的排泄；戒食酸、辣、煎、炸等刺激性和过硬的食物。若出现食欲减退、恶心、呕吐等胃肠反应，可给予口服维生素 B_6、甲氧氯普胺（灭吐灵）等药物。呕吐频繁者，注射止呕药物，并及时清倒呕吐物，保持病房的空气流通，并给予心理上的安慰。进食不足或不能进食者，需行静脉输液，以补充能量和水分。

4. 为患者安排规律的生活作息时间，保证患者充足的睡眠，避免患者疲劳和情绪波动；根据病情，可指导患者进行一些有利于身心健康的音乐治疗或有氧运动等。

二、毒副作用护理

（一）全身反应及护理

在接受放射治疗开始的第一周，部分患者会出现不同程度的身体不适，如：精神不振、头晕、乏力、恶心、呕吐、食欲减退、身体虚弱、疲乏等不耐受症状。轻微者通过多休息可缓解，严重者应及时对症治疗。

1. 告诉患者疲乏是放疗的副作用，纠正患者的错误理解，减轻其心理压力。患者思想紧张也会加重不适，护士应安慰并鼓励和帮助患者适应治疗。

2. 指导患者在放疗前后静卧 30 min 以上。

3. 调整患者的饮食，加强营养，给予全身支持治疗。

4. 嘱患者多喝水，促进体内毒素迅速排出，以减轻反应。

5. 指导患者保证充足的休息和睡眠。

6. 若患者在活动时出现不适，如呼吸急促、心慌、出冷汗等，应立即停止活动，卧床休息，并以此作为限制活动的指征。

（二）局部反应及护理

1. 放射性腮腺炎　腮腺是一个高度敏感的器官，大部分患者的腮腺在接受放射治疗后的 2～6 h 即可出现局部急性充血、水肿、腮腺导管阻塞、涎液淤积等腮腺急性反应。主要表现为患者感觉治疗当天放射侧腮腺区肿胀、疼痛，张口受限，局部压痛，出现唾液黏稠、口腔干燥等症状。护士应告知患者上述症状属于正常反应，让其不必担心，放疗后 3 天左右症状可缓解；如果患者出现严重的疼痛，可予以止痛药缓解。如有发热，可使用抗生素。

2. 口干、味觉改变　由于放射性物质导致的唾液腺和味蕾损伤，因此，患者在放疗期间出现不同程度的口干、味觉改变症状。嘱咐患者多饮水、饮食清淡，可用运舌法刺激唾液分泌，方法是：舌头在口腔内来回转动，左右上下十几次，每天 3 次。嘱患者可少量多次饮水，湿润口腔，并经常做吞咽动作，在刺激唾液分泌润喉止渴的同时，能运动舌、颊部肌肉。患者通过咀嚼动作可刺激唾液腺，防止腺体萎缩，从而使涎液分泌增加。告知患者口干持续时间较长，味觉在放疗结束后会逐渐恢复。做好相关健康教育，解释患者的疑虑。

3. 鼻塞、鼻腔干燥、耳鸣　放射治疗期间，患者会发生黏膜充血、水肿，因此出现鼻塞、耳鸣症状。嘱咐患者多饮水、每天冲洗鼻咽 2～3 次。若患者鼻腔有少量出血，可给予 1% 麻黄碱滴鼻，每次 1～2 滴；若出血不止，需做紧急处理。鼻腔黏膜干燥者，可用鱼肝油或薄荷油滴鼻，以缓解不适症状。

4. 脑水肿　部分患者脑组织会受到照射，出现放疗后头痛，需按医嘱在放疗后的 30 min 内注射脱水剂，以免造成颅内高压。指导患者注意休息，注意安全，防跌倒。

5. 脱发 少数患者会有枕后脱发,待放射治疗结束后会自行生发。

6. 放射性皮炎 放射性皮炎是由于放射线(主要是 β 和 γ 射线及 X 线)照射引起的皮肤黏膜炎症性损伤,是放射治疗过程中最常见的副反应之一,尤其是浅表肿瘤的放射治疗。在治疗后期,当放射剂量达 30～40 Gy 时,会出现不同程度的反应,表现为:疼痛、瘙痒、红斑、脱屑、溃疡、出血等,严重时放射治疗应暂停或中断。放射性皮炎不仅给患者带来痛苦和思想负担,影响生活质量,还会延误肿瘤的治疗。在放射治疗过程中,根据所用的放射源、照射面积及部位,患者可出现不同程度的皮肤反应。放射治疗前,应向患者说明保护照射野皮肤的重要性和注意事项;放射治疗过程中和结束后,应密切观察患者皮肤反应并及时给予干预,以保证治疗顺利进行和提高患者的生活质量。

(1)日常护理

1)照射野皮肤的护理:嘱患者每天用温水和软毛巾清洗皮肤,勿用肥皂和刺激性洗涤剂擦洗;勤剪指甲,勿用手指抓挠照射野皮肤,避免皮肤抓伤;保持局部皮肤清洁干燥,防止感染,禁贴胶布,勿剃毛发;不要穿高领衣服,避免粗糙衣服摩擦皮肤。避免皮肤受到冷热刺激,勿吹风或日晒,禁止热敷。禁止用紫外线、红外线、激光等照射皮肤。勿涂擦刺激性或含重金属的药物,如碘酒、跌打万花油、红汞等,切忌撕剥照射野皮屑。

2)治疗期间用药:用皮肤保护剂或三乙醇胺乳膏轻轻按摩照

射野皮肤，每天 2~3 次；重组人表皮生长因子外用溶液（如金因肽）或复方维生素 B_{12}（贯新克）局部喷涂皮肤，每天 3~5 次，可缓解照射野皮肤的不良反应，促进皮肤修复。涂抹范围：眉毛以下至锁骨上都要均匀涂抹。

（2）急性皮肤反应的护理：急性皮肤反应是指皮肤受到一次或近期内受到多次一定剂量的射线照射后引起的损伤。按常见不良反应事件评价标准（common terminology criteria for adverse events，CTCAE）V4.03，可将其分为 5 级。

Ⅰ级：轻度的红斑或干燥性脱屑。

护理措施：①外涂利肤宁、三乙醇胺乳膏、芦荟胶等，每天 2~3 次。②可局部喷涂复方维生素 B_{12}（贯新克）、重组人表皮生长因子外用溶液（如金因肽）。③充分暴露局部皮肤，保持皮肤清洁干燥。

Ⅱ级：中等到重度的红斑；片状湿性脱皮，多局限在皱纹和皱褶处；中度水肿。

护理措施：①可局部喷涂复方维生素 B_{12}（贯新克）、重组人表皮生长因子外用溶液（如金因肽）、康复新液等。②暴露创面，避免用凡士林等油脂敷料或油、膏、粉类制剂外涂。③有水疱者可在无菌操作下用注射器穿刺抽液。④严重者，可用 1/5 000 呋喃西林溶液和生理盐水先后清洗创面，再用复方维生素 B_{12}（贯新克）、重组人表皮生长因子外用溶液（如金因肽）或康复新局部喷洒。

Ⅲ级：湿性脱屑不局限于皱纹和皱褶；由轻伤或摩擦引起的出血。

护理措施：①请造口师前来会诊并协助处理创面。②可用1/5 000 呋喃西林溶液或生理盐水清洗创面；待干后，再用美皮康敷贴，一般 3～5 天换药 1 次，若浸渍较多，敷料外观见黄色分泌物，则需增加换药次数，利用湿性愈合原理促进局部愈合，使患者舒适。③可行激光治疗，每天 1 次，每次 20～30 min。

Ⅳ级：危及生命；皮肤坏死或真皮层溃疡；从受损部位发生出血；需要皮肤移植。放射野皮肤出现自发性出血，经久不愈，严重者需植皮治疗。根据目前的放射治疗技术，在一般情况下不会出现此类严重的皮肤反应，医生能正确运用放疗技术。

Ⅴ级：死亡。

7. 放射性口腔黏膜炎的护理　口腔黏膜随着放射剂量的增加可出现不同程度的反应，急性口腔黏膜按 CTCAE V4.0 分级，可分为五级。

Ⅰ级：无症状或者轻症；无需治疗。

护理措施：①保持口腔清洁，睡前饭后漱口。②应进软食，忌辛辣、油炸、刺激、粗糙、多刺、过冷、过热、过硬的食物，多食新鲜蔬菜及富含维生素的水果。多饮水，每天 2 000 以上。③可用漱口液漱口，如 e 洁、西吡氯铵含漱液（依信）等。如果患者对漱口液很敏感，可改用淡盐水或绿茶水，每 40～60 min 使用 1 次，漱口时鼓腮。④可将金银花、菊花、花旗参、甘草、麦冬等泡水饮用，可服用清热解毒药物，如鼻咽清毒颗粒、牛黄解毒片、六神丸等。

Ⅱ度：中度疼痛，不影响经口进食；需要调整饮食。

护理措施：①可用生理盐水 100 ml 加 1 支重组人白细胞介素 -11（巨和粒）或重组人粒细胞 - 巨噬细胞集落刺激因子（特尔立）每天含漱 4 次，每次 25 ml，三餐后及睡前半小时含漱，用药后 1 h 内不进食、不饮水。②给予超声雾化吸入药，如普鲁卡因 10 ml+ 庆大霉素 10 万单位 + 复方维生素 B_{12}（贯新克）5 ml+ 糜蛋白酶 400 万单位，或根据口咽拭子培养结果选择敏感药物。③督促患者勤漱口，养成良好的卫生习惯，保持口腔清洁，去除口腔异味以增进食欲。可在患者漱口后，给予西瓜霜润喉片、咽立爽口含滴丸、银黄含化片、双料喉风散等，或局部喷涂复方维生素 B_{12}（贯新克）、重组人表皮生长因子外用溶液（如金因肽）或康复新液等药物，以促进口腔溃疡的愈合。④加强营养，食用富含蛋白质、维生素且易消化的食物。

Ⅲ度：重度疼痛；影响经口进食。

护理措施：①加强漱口，可每 30 min 漱口 1 次，可根据咽拭子培养结果或口腔 pH 来选用合适的漱口液。pH 高时，选用 2%～4% 的硼酸溶液漱口；pH 低时，用 1%～4% 碳酸氢钠溶液漱口；若口腔黏膜溃疡表面黏液多，可用 1%～3% 过氧化氢溶液漱口；若合并感染，用 1% 醋酸溶液漱口。②因疼痛影响进食者，可在餐前 30 min 予 1% 普鲁卡因 20 ml+ 庆大霉素 8 万单位 + 地塞米松 10 mg+ 复方维生素 B_{12}（贯新克）5 ml 混合后含漱或以每次 10～15 ml 于三餐前半小时吞服，以缓解咽痛，增进食欲。③每日给予两次口腔护理，可在睡前漱口后，用碘甘油＋制霉素＋维生素 B_2 混合后涂于溃疡处，以促进口腔溃疡的愈合。④使用三阶梯止痛药。⑤静脉营养液，或留置胃肠管或鼻胃管经鼻饲饮食。

Ⅳ度：危及生命；需紧急治疗。

护理措施：①暂停放疗。②使用止痛剂。③可用生理盐水进行口腔护理，清除分泌物，每天 4 次；督促患者加强漱口，观察溃疡变化。可用云南白药局部止血。④按医嘱使用抗生素或抗真菌药物。⑤鼻饲饮食及静脉滴注高营养液（如白蛋白等）进行支持治疗。⑥监测生命体征、电解质及血常规的变化。

Ⅴ度：死亡。

8. 造血系统的护理　放射治疗后，患者常出现骨髓抑制，其中以白细胞水平下降较为常见。故放疗期间，应对患者行血常规检查，每周 1 次。当患者的白细胞水平低于 $3 \times 10^9/L$，并经连续 3 天的复查得到确认时，应暂停放射治疗，并按医嘱给予促进白细胞生成的药物。嘱患者减少外出，减少家属探视，注意保暖，预防感冒。对患者病房进行消毒，每天 2 次。对患者做各项治疗和护理时，应严格无菌操作。鼓励患者多进食，以补充营养。

9. 鼻腔和鼻咽出血的护理　鼻咽出血为放射治疗最常见的急症。肿瘤溃烂、组织坏死或脱落、放射治疗过程中黏膜充血和水肿、放射治疗后黏膜萎缩等都可导致鼻咽出血。鼻咽出血可以是少量出血，也可以在几分钟内大量失血（1 000~2 000 ml），来势凶猛，严重威胁患者的生命。

（1）嘱患者不要用手抠鼻、用力擤鼻涕，打喷嚏时不要过于用力，以免引起出血现象。建议患者不要吃煎、炸、酸、辣、过热的食物。同时，及时治疗患者的咳嗽，保持排便通畅，补充维生素C；对于鼻腔干燥的患者，用鱼肝油滴鼻；有涕血的患者，应暂停鼻咽冲洗。嘱患者注意休息，避免疲劳及情绪波动。

（2）鼻咽少量出血的护理：可用3%麻黄碱滴鼻，并用麻黄碱浸湿医用棉球，行鼻腔填塞。

（3）鼻咽中度出血的护理：可用凡士林纱条填塞鼻腔，冰敷头部，加用止血药物。

（4）鼻腔大量出血的护理：迅速通知医生并配合紧急抢救，立即用纱布缠绕右手示指和中指，将纱布经口填入鼻咽腔，直接压迫止血，并配合吸痰机吸净血液，防止患者窒息；尽快行后鼻孔填塞，同时注射止血药物，减少出血量。对于清醒的患者，可注射镇静药物，建立静脉通道，遵医嘱给予交叉配血、静脉输液补充血容量。

（5）后鼻孔填塞操作方法：帮助患者取坐位、半坐卧位或平卧位，用两条中号导尿管从患者两侧鼻孔插入，经下鼻道、鼻咽、口咽拉出口腔外，将后鼻孔塞子系线扎紧导尿管端（要分清左右两端），然后将导尿管从前鼻腔抽回拉出系线，使塞子从悬雍垂和软腭的背面拉入鼻咽腔，一面拉紧系线，一面行前鼻孔填塞，填塞后再将系线加一块纱布后打结固定，另一端则从口腔引出，以胶布固定于颊部皮肤，留作拉出塞子之用。前鼻孔两端的系线务必适当拉紧绑好，过松不能达到止血目的，且易坠入咽喉引起窒息危险。塞子和油纱条一般只能停留 48～72 h，如仍未止血，必须更换塞子。为防止感染，需静脉滴注抗生素。

（6）鼻腔和鼻咽腔填塞后的护理：①密切观察患者鼻咽部是否有活动性出血。予以心电监护，严密观察生命体征变化。②嘱患者暂时禁食，加强口腔护理，用碱性液体含漱。③注意患者呼吸情况，取半坐卧位；鼻咽填塞后，嘱患者张口呼吸；可将纱布用生理盐水沾湿并盖在患者嘴上，使其吸入的空气湿润。④用 0.25％氯霉素眼药水滴眼，每天 4 次。遵医嘱静脉滴注抗生素。⑤ 48 h 后，拔除鼻咽腔填塞物，拔塞子前应做好再出血的急救准备。必要时，在手术室进行。

如上述处理仍未止血，可行颈外动脉结扎术。出血患者不必禁止放疗，可先行鼻前野照射，每天 300 cGy，一般 4～5 次可止血。

10．健康宣教

（1）营养与饮食护理放射治疗在杀死肿瘤细胞的同时，对正常组织也有不同程度的损伤。加强营养对修复组织、提高治疗效果、减轻毒、副反应有重要作用。饭前为患者适当缓解疼痛，并创造一个清洁、舒适的进食环境。嘱咐患者注意饮食调理，加强营养，少量多餐，进食易消化、低脂肪及富含蛋白质和维生素的食物，鼓励患者多饮汤水，以促进毒素的排泄。戒除酸、辣、煎、炸等刺激性食物和过硬的食物。忌食狗肉（食狗肉可能引起患者淋巴结肿大）。

（2）为患者安排规律的作息时间，保证充足的睡眠，嘱患者避免疲劳和情绪波动。可根据病情需要，建议患者进行一些有利于身心健康的有氧运动。

（3）指导患者每天按预约时间进行放射治疗，按要求穿着圆领或低领衣服。在治疗过程中，嘱患者保持平静的呼吸，减少吞咽、咳嗽动作，如有特殊情况及时按铃呼叫医生。

（4）指导患者在放射治疗前后静卧至少 30 min。嘱患者注意保暖，预防感冒；在日常活动时，若出现不适，如气促、心慌、出冷汗等，应立即停止活动，卧床休息，并以此作为限制活动的指征。

（5）心理护理：由于面罩贴近患者的头面部，患者有紧迫感，虽不影响呼吸，但容易造成心理压力，甚至有小部分患者由于过度紧张而导致戴上面罩后感到呼吸困难。医生和护士应及时与患者沟通，指导患者调整心态，适应治疗模式。注意观察患者的心理活动变化，鼓励患者与家属、病友、医护人员互动，增强患者治疗的信心，鼓励患者勇敢乐观面对。部分抑郁症状患者若经心理护理不能缓解，则需配合抗抑郁药治疗。

第三节　功能锻炼

由于咀嚼肌、颞颌关节在放射治疗时受到了射线的照射，因而易发生退行性病变及纤维化，肌肉萎缩，关节硬化。颞颌关节功能障碍导致张口困难，轻者表现为张口时颞颌关节处发紧、疼痛，严重者张口时门齿间距离缩小导致进食困难，舌肌、咀嚼肌萎缩导致咬合困难、说话发音不清，生活质量严重下降。因此，自接受放射治疗开始，患者即可开始进行一系列的功能锻炼，可有效地减少和预防张口困难，预防肌肉群的萎缩，提高生活质量。

一、预防张口困难

张口练习：张口至最大，然后闭合，每天张口至少 200 次，或者用暖瓶木塞分别放于两侧口角上下齿之间，咬住木塞，每次坚持 3～5 min，每天 3～5 次。局部按摩颞颌部肌肉，用 3 个手指的指腹局部按摩，每次 15 min，每天 2 次，预防张口困难。

二、预防咬合困难、舌肌萎缩

1. 叩齿　上下牙齿轻叩或咬合，每次 100 下，每天 2～3 次，以锻炼咬合功能。

2. 搓齿　上下牙左右互搓，每次 100 下，每天 2~3 次，以锻炼咀嚼功能。

3. 舌部运动　可做伸舌、卷舌，舌尖绕牙周运动，每次 2~3 min，每天 3~4 次；弹舌：微微张口，舌尖抵住上腭弹动，每次 3 min，每天 3 次。锻炼舌部肌肉，预防舌肌萎缩和功能退化。

三、预防颈部肌肉僵直硬化

由于放射性的照射，患者颈部肌肉在接受放射治疗后数年内会出现肌肉纤维化、萎缩等变化，进而导致颈部肌肉萎缩、僵硬、活动受限。因此，自接受放疗开始，即可进行以下功能锻炼，以预防颈部肌肉僵硬。

1. 颈部运动　进行仰头、低头、左右转头，顺时针轻柔转头，每次 2~3 min，每天 3~5 次。每天局部按摩颈部肌肉。注意动作轻柔、幅度不宜过大。

2. 抬肩　反向坐在有靠背的椅子上，分别轮流抬左肩、右肩，然后活动双肩，每次 5 min，每天 2~3 次。

3. 缩下颌（下巴）运动　将下颌向内收，向胸部靠拢，再缓慢回到原来的位置，每天 3~5 次。

4. 颈部旋转运动　将颈部沿顺时针方向缓慢转一圈，再沿逆时针方向缓慢转一圈，或做"米"字运动，每天 3~5 次。

第四节 鼻咽癌放射治疗后的康复护理

一、放射野皮肤

在放射治疗结束 2～3 周后，放射野皮肤会逐渐修复、好转；色素沉着在半年至 1 年内会逐渐减退。注意继续保持患者放射野皮肤的干燥和清洁，用温水清洗，遵医嘱用药物［如三乙醇胺乳膏软膏、易孚、重组人表皮生长因子外用溶液（如金因肽）、复方维生素 B_{12}（贯新克）］喷、涂局部皮肤。勿涂擦刺激性或含金属的药物，如碘酒、红汞、万花油等，勿用含碱性的溶液擦洗放射野皮肤。放射野皮肤一般情况下不遗留瘢痕，但在放射治疗后处理不当引起皮肤感染、溃疡者，可遗留花斑状瘢痕。

二、口腔黏膜

在放射治疗结束后，患者出现咽和喉部疼痛、牙龈肿痛、痰多黏稠等口腔黏膜反应，持续 2～3 周。嘱患者使用淡盐水或绿茶水增加漱口次数，使用医院开具的药物［如：重组人表皮生长因子外用溶液（如金因肽）、复方维生素 B_{12}（贯新克）］喷涂口腔，或在当地医院行雾化吸入治疗，必要时进行抗感染治疗，症状严重时及时到医院就诊。口腔黏膜反应随时间的延长会逐渐修复。

患者在一年内忌拔牙，以免引起放射性骨髓炎。

三、口干、味觉改变

味觉改变主要是对苦味和咸味丧失味觉，导致患者食欲缺乏。可用运舌法刺激唾液分泌，方法是：舌头在口腔内前后、左右、上下转动，每次 3～5 min，每天 3 次；可多做吞咽、咀嚼动作，来刺激唾液腺，防止腺体萎缩，促进唾液分泌。味觉在放射治疗结束后 1～3 个月逐渐恢复。若口干持续时间较长，可少量多次喝水，保持口腔湿润。

四、鼻腔

如有鼻腔干燥感，分泌物增多，可用 1% 薄荷油或清鱼肝油滴鼻。坚持用冲洗器冲洗鼻咽，每天 2～3 次；若分泌物多，应适当增加次数。注意若鼻腔出血，应暂停冲洗。出血较多时，患者须及时到医院就诊。放射治疗后 3 个月为黏膜水肿期，在此期间患者会出现鼻甲水肿引起的鼻塞症状，可遵医嘱使用 1% 麻黄碱滴鼻 1～2 滴，以缓解症状。

五、休息和运动

患者在放射治疗结束后还会出现疲劳、乏力、头晕、食欲减退、失眠等现象，应注意调整好作息时间，避免熬夜和过度劳累。避免高空作业、精神高度集中的工作。可多做有氧运动，运动量以身体舒适为宜，不可过度剧烈运动。

六、性生活和生育

在癌症治疗期间，手术、放疗、化疗均可导致患者产生疲劳和各种副作用，因而患者体弱，精力不足，不宜进行性生活。

在癌症治疗结束后，若患者病情稳定，体力逐渐恢复，则适度的性生活于患者无害。所谓适度，就是当性行为结束后，自己并不感到疲劳和筋疲力尽，如果第二天患者出现头晕脑胀，腰酸腿软，精神不佳等不适，就要加以节制。

男女患者最好在放疗结束3年或以上，在复查结果一切正常后再计划生育。具体应咨询主管医生，视复查情况而定。

七、随诊

终身随诊。患者出院1个月后回医院复查；在放射治疗后3年内，每3个月复查1次，3年后每半年复查1次；4～5年后每半年返院复查1次。放疗后第3个月、6个月、1年以及以后每年须进行1次全面检查，包括验血、磁共振成像、X线片和超声、电子鼻咽镜等检查，可根据主管医生的具体要求而定。

八、心理康复护理

患者在放疗结束后的心理障碍多表现为：焦虑、悲观、情绪不稳定等。他们主要担心的是自己因受疾病的影响而不容易被家庭、社会所接纳。因此，患者家属及朋友应多给予关心、支持和鼓励，帮助患者克服心理阴影，让他们调整心态，乐观积极地对待生活，做好回归社会和家庭的准备。

九、饮食

患者在放射治疗后不宜大补，饮食以清淡为宜，食物不宜煎、炸、爆炒，以蒸、煮为宜。忌食狗肉。但是，不宜过度忌口，应注意饮食均衡，适当增加营养。

十、纠正错误认识

肿瘤患者不具有传染性，其在放射治疗期间及治疗后也不带有射线，因而对周围的老幼妇儿无影响，不必隔离。患者可过正常夫妻生活，但注意适度，应以不感到疲劳为宜。若出现腰酸腿软、疲惫感、精神不佳等不适，需加以节制。行全身骨显像、正电子发射计算机断层成像（PET-CT）检查的患者均带有放射性物质，在检查完后须自觉隔离。行全身骨显像的患者，隔离 24 h；行 PET-CT 的患者，隔离 8～10 h。在隔离期间，若不可避免地接触患者，应间隔 1 m 以外；此类患者应避免接触老幼妇儿，且在排尿排便后需用大量水冲洗便池。

第五节　鼻咽癌放射治疗后遗症的护理

一、口干、鼻塞

放疗结束后，口干症状会持续比较长的时间，患者应多饮水，以保持口腔湿润。放疗后，鼻甲水肿、鼻甲粘连都会引起不同程度的鼻塞症状，影响呼吸。若鼻甲粘连导致呼吸困难，患者需到医院耳鼻咽喉科就诊，行鼻甲松解术。

二、颜面水肿（牙面水肿）

放疗结束半年内，经头颈部照射的患者均出现不同程度的颜面水肿和颌下水肿，一般不会伴随不适症状。勤漱口、多饮水即可。

三、放射性的中耳炎、听力下降

部分患者在放疗后期或放疗结束后半年内出现不同程度的中耳炎症状：耳朵有胀痛感，流脓、流液。这类患者应注意切勿用棉签或纸巾等堵塞耳道，应保持耳道引流通畅、清洁；勿擅自处理，应到当地耳鼻咽喉专科医院就诊处理。中耳炎症状可能会反复出现，导致听力下降。听力下降为不可逆症状，可佩戴助听器。

四、放射性脑病

部分患者在放疗后 3～5 年内会出现头痛、记忆力下降、行为异常等。磁共振成像检查可见放射性脑损伤。患者应遵医嘱行药物脱水治疗以减轻脑部水肿，行高压氧舱、给予药物营养神经等治疗以缓解症状。

五、张口受限、咬合困难、颈部肌肉僵直

患者头颈部经射线照射后易在数年内出现肌肉纤维化、萎缩，影响头颈部肌肉功能，以至于出现不同程度的张口困难、咀嚼咬合困难、颈部僵硬、肌肉萎缩，导致生活质量严重下降，因此功能锻炼必不可少。

六、鼻咽大出血

鼻咽大出血见于小部分晚期肿瘤和肿瘤复发患者。鼻咽黏膜溃疡可伴坏死、感染、局部修复能力差，溃疡久不愈合、坏死累及血管，将导致大出血，危及生命。

第六节　肿瘤患者的营养支持

一、肿瘤患者营养不良的相关因素

肿瘤患者常因放疗、化疗和精神心理因素的影响而产生食欲缺乏、食物摄入困难，从而导致体重减轻、身体虚弱，因而活动量减少，食欲更差。这样就形成了恶性循环，机体抗病能力严重降低，导致或加速疾病恶化。

1. 心理因素　患者在得知自己患恶性肿瘤后都会出现一定的心理反应，产生焦虑、抑郁、恐惧、愤怒等异常情绪。这些情绪均可影响患者食欲，造成营养缺乏。

2. 饮食误区　一是盲目进补，患者认为有病就要补，因而天天吃补品，甚至吃高丽参之类的补药；二是盲目忌口，患者不敢吃禽、蛋、鱼、肉类，结果导致严重的营养失衡。

3. 肿瘤本身对机体的消耗　肿瘤本身可引起脂肪、蛋白质、糖类、维生素及无机盐等代谢失常。一些患者还会因味觉改变而厌恶肉类食品。由于病情变化，患者经常出现食欲减退、摄食困难及进食过少，营养不良是恶性肿瘤后出现的必然后果。

二、肿瘤患者的饮食疗法

饮食疗法的目的是调配饮食中的营养来改善肿瘤患者的全身状况，满足患者的营养需要，让患者更好地接受手术、放疗和化疗，延长患者的生命。食疗方式有以下几种：

1. 经口进食　除出现吞咽困难外，经口进食是补充营养最理想的方式。肿瘤患者由于放疗和化疗引起食欲减退、口腔黏膜炎，以及上、下消化道的损伤，往往导致进食困难。因此，根据患者的食欲情况，尽量多经口进食营养丰富的食物，以保持患者良好的营养状态。

2. 管饲进食　口腔溃疡严重的患者会出现不同程度的吞咽、进食困难，因此，应采取因人因病个体化进食，通过胃管或者胃造瘘等置入导管喂饲，以补充必需的营养，保证治疗的顺利进行。

3. 消化道外的营养供给　静脉滴注葡萄糖、氨基酸、维生素等营养物质，可在短时间内满足患者的营养需求。

三、治疗期间的饮食指导

（一）常见不良反应的饮食指导

1. 消化系统不良反应

（1）恶心、呕吐、腹胀、食欲减退等。建议患者在晨起时吃含水分较少的、温和无刺激的食物；化疗的同时不宜进食，及时清理呕吐物，用温水漱口，减少不良刺激；在饭前、饭后、睡前用软毛牙刷刷牙，用漱口液或淡盐水漱口，以去除口腔异味，保持口腔清洁，以增进食欲。中医饮食的原则为补中健脾，消食开胃，宜予生姜、无花果、麦芽山楂饮片、山楂酸梅汤、山药、扁豆、鸡内金等。

（2）便秘、腹泻：治疗期间，若患者便秘，应嘱患者多饮水，适当活动或顺时针按摩腹部促进胃肠蠕动；多食粗纤维食物，如蔬菜、水果，或早晚服用适量蜂蜜水。若发生腹泻，患者更应多饮水，适当少食含纤维丰富的食物，忌生、冷、辛辣食物的刺激。

2. 造血系统不良反应 放疗或化疗患者会出现造血系统抑制，白细胞、红细胞、血小板下降。此时需指导患者除服用补气养血的药物外，还宜配以补气养血的膳食，如山药、桂圆、桑椹、枸杞子、甲鱼、阿胶等，予龙眼大枣煲鳝鱼、乌豆猪骨水鱼汤。

3. 肾功能障碍 一方面嘱患者多饮水，保持尿路通畅，另一方面可给予清热利湿、滋阴解毒作用的膳食，可饮用适量绿豆汤、赤豆汤、玉米汤、猪腰汤、菌菇汤等。

4. 脱发 脱发也是化疗常见的不良反应。对于防治脱发，中医注重补肾养血，如食用首乌、当归补骨脂，以及黑芝麻、核桃等有助于生发、黑发。在治疗结束后头发会自然生长。

5. 肿瘤所致的发热 患者此时身体相对虚弱，抵抗力下降，一般给予富含蛋白质、维生素，高热量，易消化的食物，以及适当的新鲜蔬果补充水分及维生素。

（二）合理烹调膳食

烹调方法多采用蒸、煮，少采用烧、烤、炸；多选用新鲜食品，少食用冷藏、剩菜及腌熏食品等，烹调时少用动物油，如猪油等；少食含有化学食品添加剂的食物。

（三）糖尿病、痛风患者饮食指导

对于糖尿病、痛风患者，为保证其在治疗期间的营养摄入，可不必刻意对其减量进食。在治疗期间，定时检测患者的血糖及尿酸，并结合专科医师的意见进行药物控制及调理。控制高血压患者对盐的摄入，但不能不吃盐，否则会导致机体电解质混乱，加重病情。

第七节 鼻咽镜检及活检

鼻咽镜检及活检是一种通过电子镜下检查/取病理组织活检而有利于诊断鼻咽癌，并在治疗中或治疗后随时便于观察鼻咽肿物消退的临床活检及检查方法。鼻咽镜分为软镜和硬镜。

一、适应证

1. 凡无法用间接鼻咽镜检查的患者（如张口困难、咽反射敏感、悬雍垂过长、检查不合作者），幼儿，体弱者，颈椎强直及卧床者），或间接镜检查阴性而 EB 病毒血清学检测高滴度阳性的患者。

2. 间接镜检查可见鼻咽肿物，但病灶细小或部位较隐蔽，估计一般活检困难的患者。

3. 鼻咽活检阴性，但临床和（或）CT 检查示鼻咽癌的患者。

4. 颈淋巴结转移性肿瘤，原发病灶未明的患者。

5. 临床上鼻咽癌与鼻咽纤维瘤难鉴别的患者。

6. 鼻咽癌患者在放疗前、中、后行鼻咽镜检查以了解鼻咽肿物的消退情况。

二、禁忌证

一般无特殊禁忌。但体温＞39℃、有明显出血倾向、精神过度紧张或虚弱，以及女性月经期间，应暂缓做鼻咽活检。

三、配合方法及相关事项

1. 临床检查前，患者无需特殊用药，无需禁食。医生和护士需与患者及家属交代鼻咽镜检和活检的危险性并要求患者和家属签字；教会患者在术中的配合方法、解释操作过程带来的不适；做好心理护理，消除患者焦虑、恐惧等不良情绪。

2. 术前检查机器的性能，备好所需的物品及急救相关物品（如后鼻孔填塞包，后鼻孔棉塞子，凡士林纱条等），查看相关临床实验室检查结果（血常规＋血型半，出血凝血时间，乙肝两对半，梅毒螺旋体检测，人类免疫缺陷病毒检测等）及 CT/MRI 检查结果。

3．检查前 15～30 min，给予 1% 麻黄碱及 2% 利多卡因喷雾双侧鼻腔各 2～3 次，以充分麻醉。

4．操作过程中，嘱患者仰卧在检查床上，嘱其头勿乱动，保持自然和放松状态。护士配合医生，将用钳取出的鼻咽组织放于活检瓶内并做好标识，并及时送病理科。

5．术中观察创面出血情况。若患者在检查或活检过程中发生鼻咽出血，应用沾有麻黄碱溶液的棉签压迫创面至无活动性出血，并视出血情况遵医嘱在手术结束时在患者出血的前鼻孔中用麻黄碱塞子填塞约 30 min，在此之后患者才能离开。

6．做活检的患者，于 3 个工作日后到病理科取病理报告。

四、健康宣教

嘱患者在手术结束 1 h 后再进食，2 h 内避免进热食；不要用力咳嗽、擤鼻涕及抠鼻；注意休息，避免劳累和情绪激动；不要抽烟喝酒，饮食宜清淡，避免吃辛辣等刺激性食物，多吃蔬菜水果，保持排便通畅。

鼻咽纤维镜检查的操作安全，并发症极少。但若患者在术后鼻咽部持续活动性渗血，且经一般针对性止血处理无效，则应按鼻咽出血处理。

第八节　鼻咽癌放射治疗的鼻咽冲洗

一、鼻咽冲洗的必要性

鼻咽冲洗术是利用鼻咽冲洗器将冲洗液注入患者鼻腔内进行反复冲洗，同时洗出液从另一鼻腔或者口腔流出，能够将鼻腔内及鼻咽深部的分泌物、坏死组织全部冲洗干净，起到清洁鼻腔和增强放疗敏感性的作用。督促和指导患者实施正确的鼻咽冲洗是鼻咽癌放疗护理的重点工作。

大多数鼻咽癌患者会出现局部慢性炎症，而且肿瘤的浸润和扩展可致瘤体表面黏膜发生充血、水肿、溃破等，产生分泌物。分泌物过多时则淤积在局部，可致患者出现鼻塞症状并产生恶臭气味。这不仅让患者自身常难以忍受，而且也严重影响患者的社会交往，使其产生强烈的自卑感，加重思想顾虑，因而往往丧失配合治疗的信念，更有甚者产生绝望和轻生的念头。

在放疗的过程中，大量的肿瘤细胞与正常的黏膜上皮细胞产生的坏死脱落细胞堆积。另外，放射线的作用导致鼻咽局部出现急性黏膜反应，充血水肿症状加重，甚至出现局部坏死现象。同时，放射线作用于鼻腔鼻窦黏膜，损伤黏液纤毛传输功能，使其引流不畅、渗出物潴留并继发感染。患者鼻咽黏膜上皮细胞还会产生坏死、脱落，进而产生创面，严重影响了肿瘤放疗的敏感性，直接影响患者的疗效，鼻咽冲洗能预防或控制炎症的发生，能有效提高临床疗效。此外，患者鼻咽黏膜的分泌功能受抑制，放疗的后期患者常有鼻腔干燥的感觉。这严重影响了患者的休息与睡眠。鼻咽冲洗能改善局部湿润度，保持局部清洁、通畅，明显改善鼻部症状，使患者感觉舒适，并有效保护黏膜的正常功能。

放疗后，患者会出现不同程度的鼻窦炎、鼻腔黏膜粘连、鼻甲粘连等后遗症。有研究表明，冲洗与未冲洗比较，前者鼻窦炎、鼻腔粘连发生率明显降低，有效的鼻咽冲洗对这些后遗症的发生有一定的预防作用。

二、鼻咽冲洗的方法

目前临床使用的冲洗器具很多，包括"芯福健"全自动气水式鼻腔清洗机、鼻可乐鼻腔清洗器、意邦鼻腔冲洗器等，以及一些简易鼻咽冲洗器。每种产品都有自己的功能特点、使用方法及注意事项等。患者可根据病情选择适合自己的产品，参考使用说明书进行操作。另外，有报道称，在采用同种鼻腔冲洗液的前提下，使用脉冲式鼻腔冲洗方法要优于挤压式鼻腔冲洗方法。

简易鼻咽冲洗器的使用方法：患者站立于洗手盆前或取坐位。水盆置于患者正前方相当于胸部位置。患者上身稍向前倾、低头，手持瓶身将冲洗橄榄头塞入鼻孔。患者张口并调整好呼吸，用手挤压瓶身，使冲洗液经鼻腔冲入鼻咽部，再从口腔或对侧鼻腔流出，不要咽下。同样方法冲洗对侧。冲洗完毕后，轻擤鼻以清除鼻腔内残留物及冲洗余液。

三、鼻咽冲洗的注意事项

1. 在放射治疗开始前，对鼻咽癌患者进行鼻咽冲洗相关的健康教育，可提高患者的依从性，这更有助于患者完成全程鼻咽冲洗，从而减轻放疗的并发症，提高患者的生活质量。向患者耐心解释鼻咽冲洗的必要性、冲洗方法及注意事项，消除紧张情绪。

2. 鼻咽冲洗器专人专用，使用前后用冷开水将其冲洗干净，使用后置于通风干燥处并妥善保管；冲洗液要现配现用，以避免冲洗液或冲洗器受霉菌等污染，导致或加重局部感染。

3. 避免使用过冷或过热的水配制清洗剂，微温为宜。

4. 若患者有中耳炎或其他耳病时，则不要冲洗鼻咽，待耳病治愈后再洗；若患者鼻咽部或鼻咽腔有活动性出血、血小板低等出血倾向，应禁止冲洗鼻咽。

5. 一般情况下，鼻咽冲洗从患者没有鼻塞症状或鼻塞症状较轻的一侧鼻孔开始，冲洗压力要适中，冲洗过程中患者不要说话并调整好呼吸，防止液体进入呼吸道，引起呛咳。

6. 若患者分泌物多且黏稠，可用分解分泌物的药物（如糜蛋白酶+生理盐水）外滴；伴有脓性者，冲洗后滴入抗生素滴剂；流出液较污浊或口腔异味较重者，可酌情增加冲洗次数。

7. 经常检查患者的冲洗方法是否正确，能否达到满意的效果；每次冲洗时，要观察患者有无头晕、呛咳等不良反应；流出液的颜色与内容物是否异常。若伴有鲜红色血液流出，则应立即停止冲洗，以防出血量增多，并报告医生，做进一步处理，待出血停止后，再按医嘱进行冲洗。

8. 若患者鼻咽出血且出血量不多时，可冰敷患者鼻上部并给予麻黄碱液滴鼻。嘱患者勿用力擤鼻；勿吞下血液，应将血液吐至专用容器内，以便于观察出血量；忌进食过热食物。密切观察患者生命体征变化，并做好鼻咽大出血的抢救准备，如后鼻孔填塞包或凝胶快速止血气囊等。

9. 由于冲洗后的大部分液体经鼻咽从口腔流出，含有大量的坏死组织、脱落物及脓性分泌物等。这些物质滞留在口腔会引发患者的不舒适感、口腔异味，并诱发或加重口腔黏膜的损伤甚至合并感染。因此，患者在放射治疗期间要保持口腔清洁，多喝水，勤漱口，特别是每次冲洗后要彻底清洁口腔。

10. 对于放射性口腔炎较重的患者，可采用超声雾化吸入、药物（普鲁卡因液、庆大霉素、地塞米松混合液）含漱、局部喷涂西瓜霜或双料喉风散喷剂等方法，以促进损伤黏膜的愈合。

11. 放射治疗结束后，患者鼻咽部的生理性自洁功能难以完全恢复，故仍需继续进行鼻咽冲洗，但冲洗次数可酌情减少，至少坚持2年，这对放射治疗引起的鼻甲粘连有一定的预防作用。

第四章　鼻咽癌患者相关心理特点及护理

第一节　鼻咽癌患者常见的心理问题

一、震惊和不相信

"这不可能是真的！"

在诊断出鼻咽癌后，患者往往会有这些反应：因害怕和震惊而变得麻木、呆滞，无法相信所发生的事实，继而出现焦虑不安、害怕情绪。

二、否认

"我没有患癌！"

有些患者在刚被确诊为鼻咽癌时，不愿意谈论自己的疾病，也不愿意接触有关疾病的任何信息，将自己封闭起来。家人和朋友为了减少患者的焦躁情绪，在谈及患者的疾病时却故意转变话题，长此以往，会让患者觉得自己是在孤军奋战。

三、愤怒

"为何是我患癌？""为何偏偏发生在现在？"

愤怒可以掩饰恐惧或悲伤的情绪。患者可能把一切不满发泄到亲人、好友甚至照顾他的医生或护士的身上。有宗教信仰的人，也可能对上帝感到愤怒。

患者对疾病感到痛苦是一种正常的情绪体验，因此，患者不必对愤怒的想法或者不稳定的情绪感到内疚。患者的愤怒不是针对亲人或朋友，而是针对其自身的疾病；当患者的怒意消退时，可以在适当的时间，向亲人或朋友解释。

四、恐惧和不安

"我会不会死？会不会痛？"

鼻咽癌，这个可怕的名词，围绕着恐怖和误会。几乎所有得知患鼻咽癌的患者，其最大的忧虑就是："我会不会死？""我会感到疼痛吗？""我会不会痛到不能忍受？"这些都是常见的恐惧。事实上，许多早期鼻咽癌患者在治疗过程中出现的疼痛可以通过功能锻炼、使用消炎药物和止痛药物来得到有效的控制。

五、埋怨与内疚

"如果我没有……，就不会患鼻咽癌。"

有些鼻咽癌患者将患病的原因归咎于其他人或事件，尝试为患病的不幸找个借口。对于患者来说，找个跟自己的不良习惯没有太大关系的患病理由，心里会舒服一些。

六、怨恨

在患病及治疗期间，患者可因不同的理由而常常涌现这种怨恨和烦躁情绪。亲人也可能抱怨你的病打乱了他们的生活秩序。如果亲人和患者能够坦诚地讨论自己的感受，这对患者的病情是有帮助的。如果双方都将怨恨的情绪压抑在心底，反而会令患者更加愤怒或内疚。

七、退缩和自我孤立

"别理我！"

在患病期间，患者有时候需要一段时间独处，以便整理自己的思维和情绪。有时候，癌症引发的抑郁情绪也可能使患者不愿意说话。但是对于渴望与患者分担的家人或朋友来说，此举可能令人难堪。此时，医护人员需告诉患者：虽然你现在不想提自己的病情，但只要你准备好就可以与家人或朋友谈论，让他们安心。

第二节　鼻咽癌患者相关的心理干预

心理支持的原则：

- 心理专科护士及责任护士应与鼻咽癌患者建立信任关系。

- 医护人员对鼻咽癌患者应持有接纳、支持、肯定的态度。

- 医护人员对鼻咽癌患者应具有同理心。

- 心理咨询师或心理专科护士应在辅导过程中为鼻咽癌患者注入希望。

- 心理专科护士应指导鼻咽癌患者家属提供有效家庭情感支持及社会支持。

患者知道自己患癌后，震惊和沮丧是鼻咽癌患者普遍出现的情绪，甚至出现明显的抑郁情绪。此时责任护士或心理专科护士应尊重患者，运用共情技术，与患者早日建立良好的护患关系，允许患者宣泄绝望的负性情绪，帮助患者认清自己的人生价值和生活目标，在心理治疗过程中给予积极的暗示，鼓励患者的亲友多陪伴患者。

在患鼻咽癌后及治疗早期，患者也常存在焦虑不安的情绪，这时责任护士应热情、主动地向患者介绍病区环境及注意事项，消除患者的陌生和紧张感。责任护士应倾听患者的感受，接纳患者的焦虑情绪，鼓励患者表达自己焦虑的具体原因，帮助患者正确认知自己的焦虑，纠正患者对疾病的不正确认知，指导患者使用放松技术。

鼻咽癌患者在患病过程中，会涌现各种负性心理情绪，最困扰患者的往往是恐惧情绪，这种情绪常伴随着一系列生理功能的改变，如颤抖、尿频、心悸、血压升高、呼吸急促、出汗等。此时，责任护士可以陪伴在患者身边，倾听患者的感受，鼓励患者表达自己恐惧的具体原因，采取适合患者的方式使患者逐渐了解病情；对于文化程度较高或认知能力较强的患者，可以采取合理的情绪疗法，纠正患者对疾病的不正确认知，告诉患者"癌症不等于死亡"，讲述癌症治疗成功案例来增强患者信心。

当患者知道自己的病情或预后是不可否认的事实时，他们会很容易愤怒、怨天尤人。患者亦可通过愤怒来掩饰恐惧或悲伤的情绪。面对愤怒的患者，医护人员应保持冷静、关心的态度，要理解患者的愤怒并非是针对亲人或医护人员，而是表达内心痛苦的呐喊；此时医护人员应倾听患者的感受，表示对患者愤怒情绪的理解，允许患者诉说使他感到愤怒的原因和事件，以不评价及不抵抗的态度去探索背后的真正原因，鼓励患者在感到愤怒时选择合适的方式发泄，如深呼吸、大喊、捶打枕头等，亦要提醒患者在宣泄的过程中注意个人及他人的安全。

当使用综合治疗后未能取得良好的效果或病情恶化时，患者会变得沉默、绝望，对周围的事物不感兴趣，仿佛一切事情变得毫无意义，并出现失眠、食欲减退等，以及明显的抑郁情绪甚至自杀念头。对于这样的患者，有条件的医院应立即向心理或精神科医生提出会诊，由专业人员进行心理干预，必要时遵医嘱使用镇静药物及抗抑郁药物。在情绪稳定期，医护人员可运用共情技术，与患者建立良好的医患关系，允许患者宣泄悲愤和绝望的情绪，运用心理咨询技能来提高患者的自信心，帮助患者认清自己的人生价值和生活目标，在心理治疗过程中应给予积极暗示，并鼓励患者亲友多陪伴患者。医护人员还应及时识别有自杀倾向的患者，尽早做好自杀危机干预。

由于鼻咽癌患者需要接受高强度的放疗和化疗，在治疗过程中他们出现的各种负性情绪可能是动态变化的。出现明显负性情绪的患者尽早接受专业的心理干预是顺利完成鼻咽癌治疗和早日身心康复的重要环节。患者在接受专业心理辅导的同时，也可以在专业心理咨询师的指导下完成一些家庭作业，或通过练习冥想、禅定、静心等方式让心情平稳下来，不应该盲目地"增强"自身的抗压能力，而应转而寻求化解压力的途径，找到支撑点，认同自己的价值，同时积极地调整心态，学习如何接纳并进入治疗角色，最终才能顺利完成治疗。

第三节 鼻咽癌患者的心理支持方法及自我松弛法

一、鼻咽癌患者的心理支持方法

1. 陪伴

2. 倾听

3. 肯定价值，关注自尊

4. 榜样的力量

5. 教育性干预

6. 非语言心理照顾技巧

二、鼻咽癌患者的自我松弛法

自我松弛的秘诀，就是将一切烦恼暂时抛开，忘记自我。初学者最好找一处清静地方，选一张有靠背及扶手的椅子坐下，然后合上眼睛，让肌肉逐步松弛。每天 1~2 次，每次约 30 min。

（一）肌肉松弛法

练习肌肉松弛时，通常由手部做起，抽紧拳头，然后放松，持续放松数十秒，跟着收紧手臂肌肉，再放松，如此类推到肩膀、颈部、面部、胸背部、大腿、小腿、脚掌，直至全身放松为止。如果局部肌肉的紧张难以消除，可以再重新做一次肌肉松弛法。

（二）呼吸松弛法

将身体保持松弛状态，集中注意自己的呼吸。呼吸要缓慢、均匀、顺其自然。吸气时同时默数："一、二、三、停"，然后呼气："三、二、一、停。"可合上双眼，尽量将注意力专注在呼吸上，相信空气从鼻孔吸入，经咽喉充满肺部，然后慢慢排出。

第四节　如何辨别鼻咽癌患者是否存在自杀／自伤的高危因素？

1. 患者家属曾有自杀的历史。

2. 患者既往曾经尝试自杀。

3. 面对极大压力，失去自我控制的患者。

4. 感到内疚、自责、无助、绝望的患者。

5. 目前患者有精神病性症状，如幻觉、妄想等。

6. 家庭破裂、失业、独居、被离弃的患者。

7. 晚期患者或临终患者，以及情绪低落消沉的患者。

8. 孤苦伶仃、年老无依的患者。

第五节　当癌症患者有自杀倾向时
应如何应对?

1. 通知主管医生及护士长。

2. 请院内心理舒缓小组会诊。

3. 家属 24 h 陪伴患者,移除利器或危险性物品。

4. 医生和护士与患者建立良好信任的治疗性关系。

5. 鼓励患者表达负性心理情绪,找出根本原因,合理宣泄被压抑的情绪。

6. 肯定患者的价值,帮助患者重建自信心。

7. 寻找现阶段对他有意义的事情。

8. 争取更多患者家属和朋友的支持。

9. 避免引起患者强烈情绪和过激行为。

10. 正确使用抗焦虑、抗抑郁及安眠药物,必要时请精神专科医生会诊。

附 表

尊敬的先生／女士：

下面有 20 条文字，请您仔细阅读每一条，把意思弄明白，如果阅读有困难可以请家人协助。根据您最近 1 周的实际情况在适当的方格里划 1 个钩，每一条文字后有 4 个选择：

◇ 没有或很少时间（表示：过去 1 周内，出现这类情况的时间不超过一天）；

◇ 小部分时间（表示：过去 1 周内，有 1 ~ 2 天有过这类情况）；

◇ 相当多时间（表示：过去 1 周内，有 3 ~ 4 天有过这类情况）；

◇ 绝大部分或全部时间（表示：过去 1 周内，有 5 ~ 7 天有过这类情况）。

非常感谢您的配合！祝您早日康复！

表 1　焦虑自评量表 (SAS)

SAS	表现	没有或很少时间	小部分时间	相当多时间	绝大部分或全部时间
1	我觉得比平常感到紧张和着急				
2	我会无缘无故地感到害怕				
3	我容易心里烦乱或觉得惊慌				
4	我感觉我好像要失去控制				
*5	我觉得一切都好，也不会发生什么不幸				
6	我手脚发抖打颤				
7	我因为头痛、头颈痛和背痛而苦恼				
8	我感到容易衰弱和疲乏				
*9	我觉得心平气和，并且能安静地坐着				
10	我的心跳比平时快				
11	我因为经常头晕而苦恼				
12	我有过晕倒发作，或觉得好像要晕倒				
*13	我吸气和呼气都感到很容易				
14	我感到手脚麻木和刺痛				
15	我因胃痛和消化不良而苦恼				
16	我的排尿次数多				
*17	我的手常常是干燥温暖的				
18	我容易脸红发热				
*19	我容易入睡并且整夜睡得很好				
20	我晚上做恶梦				

表2 抑郁自评量表 (SDS)

SDS	表现	没有或很少时间	小部分时间	相当多时间	绝大部分或全部时间
1	我觉得闷闷不乐，情绪低沉				
*2	我觉得一天之中早晨心情最好				
3	我一阵阵地哭出来或是想哭				
4	我晚上睡眠不好				
*5	我吃得和平时一样多				
*6	我与异性接触时和以往一样感到愉快				
7	我发觉我的体重在下降				
8	我为便秘而感到烦恼				
9	我的心跳比平时快				
10	我无缘无故感到疲劳				
*11	我的头脑像往常一样清楚				
*12	我做事情并不感到困难				
13	我因觉得不安而难以平静下来				
*14	我对未来抱有希望				
15	我比平时更容易激怒				
*16	我觉得做出决定是容易的				
*17	我觉得自己是个有用的人，有人需要我				
*18	我的生活过得很有意义				
19	我认为如果我死了别人会生活得更好				
*20	我仍然对平常感兴趣的事感兴趣				

我们全体医护人员希望与您携手共抗病魔，衷心祝愿您早日康复！

以下部分由医护人员填写：

姓名：　　　　性别：　　　　年龄：

科室：　　　　住院号：　　　床号：

量表：

1. 评分方法　SAS 及 SDS 采用 4 级评分，主要评定症状出现的频率，其标准为："1"表示没有或很少时间；"2"表示小部分时间；"3"表示相当多时间；"4"表示绝大部分或全部时间。20 个条目中有 15 项是用负性词陈述的，按上述 1~4 顺序评分。其余注 * 号者，是用正性词陈述的，按 4~1 顺序反向计分。

2. 分析指标　SAS 及 SDS 的主要统计指标为总分。将 20 个项目的各个得分相加，即得粗分；用粗分乘以 1.25 以后取整数部分，就得到标准分。

3. 结果的解释应按照中国常模结果

SAS 标准分的分界值为 50 分，其中 50~59 分为轻度焦虑，60~69 分为中度焦虑，69 分以上为重度焦虑。

SDS 标准分的分界值为 53 分，其中 53~62 分为轻度抑郁，63~72 分为中度抑郁，72 分以上为重度抑郁。

4．注意事项

焦虑自评量表(SAS)

第一，由于焦虑是神经症的共同症状，故 SAS 在各类神经症鉴别中的作用不大；

第二，关于焦虑症状的临床分级，除参考量表分值外，主要还应根据临床症状，特别是要害症状的程度来划分，量表总分值仅能作为一项参考指标而非绝对标准。

抑郁自评量表(SDS)

第一，SDS 主要适用于具有抑郁症状的成年人，它对心理咨询门诊及精神科门诊或住院的精神病患者均可使用。对严重阻滞症状的抑郁患者，评定有困难。

第二，关于抑郁症状的临床分级，除参考量表分值外，主要还应根据临床症状特别是要害症状的程度来划分，量表总分值仅能作为一项参考指标而非绝对标准。

参考文献

1. 马骏.肿瘤真相: 鼻咽癌.南京: 江苏科学技术出版社,2014.

2. 刘斌. 外周穿刺中心静脉导管术临床应用状况. 护理研究, 2004.18(4A): 584-586.

3. 郭丽娟, 王立, 任少林, 等. 预防PICC置管并发症的护理方法. 实用护理杂志, 2003, 19(7):5-6.

4. 蔡珩玉.PICC导管在肿瘤病人治疗中的应用与护理研究. 长春: 吉林大学, 2010.

5. 吕伟华. 全程健康教育对鼻咽癌患者康复和生活质量的影响. 国际护理学杂志, 2014, 33(9): 2423-2425.

6. 张金桃, 周富玲, 等. 鼻咽癌放疗后并发症的观察及康复指导. 广西医学, 2003, 25(8): 1570-1571.

7. 李瑾, 胡清荣, 高力英. 延续护理在鼻咽癌调强放疗患者张口困难康复中的应用体会.甘肃医药, 2015, 34(8): 632-633.

8. 陈玉微, 刘燕娟, 温小珍, 等. 心理干预对同期放化疗鼻咽癌患者心理健康状况的影响. 广东医学, 2011, 32(6): 820-821.

9. 金亚芳, 陈惠芳, 李佩叶. 鼻咽冲洗在鼻咽癌放疗患者中的护理干预. 齐齐哈尔医学院报, 2006, 27(13):1614-1615.

10. 陈三妹, 焦迎春, 唐四元, 等. 鼻咽癌放射治疗患者颈部皮肤护理干预效果比较. 中华护理杂志, 2013, 48(6):542-545.

11. 胡建萍, 高茜, 马晓洁. 思维导图对改善鼻咽癌放疗患者生活质量的研究. 护士进修杂志, 2013, 28(6):515-517.

12. 戴勤, 刘丽华, 李萍, 等. 米字操预防鼻咽癌放疗后颈部肌肉纤维化的效果研究. 护士进修杂志, 2008, 23(21): 1927-1928.

13. 苏卫红, 冯惠霞, 胡莲英, 等. 维生素B_{12}喷射暴露疗法防治放射性皮肤损伤的观察与护理. 护士进修杂志, 2000, 15(10): 752-753.

14. 林月庆, 郑美春, 徐小静. 特尔立含漱液减轻鼻咽癌放化疗患者口腔炎的效果观察. 中国医学创新, 2014(6):65-67.

15. 蒋红花, 冯惠霞, 邹慧英, 等. 西妥昔单抗联合同期放化疗治疗局部晚期鼻咽癌的急性毒性反应及护理. 中华护理杂志, 2011, 46(10):1024-1025.

16. 闻曲, 刘义兰, 喻姣花.新编肿瘤护理学.北京: 人民卫生出版社, 2011.

17. 陈蕾, 倪杰, 王云. 鼻咽癌放疗患者行鼻咽冲洗的护理进展. 实用临床医药杂志, 2014, 18(4):113-115.

18. 赵茜, 郑晓宇. 鼻咽癌病人放疗期全程鼻咽冲洗的效果评价及其影响因素. 护理研究, 2016, 30(25):3144-3147.

19. 谷铣之, 殷蔚伯, 刘泰福. 等. 肿瘤放射治疗学. 2版. 北京: 北京医科大学中国协和医科大学联合出版社, 1993.

20. 梁微, 曾小芬, 韦坚, 等.优质服务对鼻咽癌放疗患者鼻腔冲洗的影响. 广西医科大学学报, 2014, 31(2):341-342.

21. 陆关珍, 徐玲芬, 徐群, 等. 鼻内镜鼻窦术后应用脉冲式鼻腔冲洗的效果观察. 护理与康复, 2009, 8(2):93-94.

22. 王军霞, 王维利, 潘庆, 等.国内外癌症患者心理困扰影响因素研究进展. 护理学杂志, 2013, 28(3):95-97.

23. 孙玉红, 王艳, 刘喜悦. 癌症患者心理护理的重要性.中国实用医药, 2012, 07(30):191-192.

24. 严利, 徐支南, 李晓霞, 等.心理痛苦温度计用于恶性肿瘤患者的研究. 护理学杂志, 2012, 27(13):73-75.

25. 韩静, 刘均娥, 孟洁, 等. 癌症患者心理困扰程度及相关原因分析. 中华护理杂志, 2008, 43(6): 516-518.

26. 余悦, 周绿林. 关于我国临终关怀发展策略的思考. 医学与哲学(人文社会医学版), 2006, 27(1): 65-66.

27. 李艳群, 张孟喜.不同病期癌症病人情绪障碍及应对方式分析.中国临床心理学杂志, 2004, 12(04): 403-404.